ÉTUDE SUR LE LAIT

SUIVIE DE CONSIDÉRATIONS SUR LE CHOIX

D'UNE NOURRICE.

ÉTUDE

SUR LE LAIT

SUIVIE

de Considérations sur le choix d'une Nourrice,

PAR

LÉON LEBEHOT

Pharmacien de première classe,

A DIVES-SUR-MER.

Prix: 1 franc.

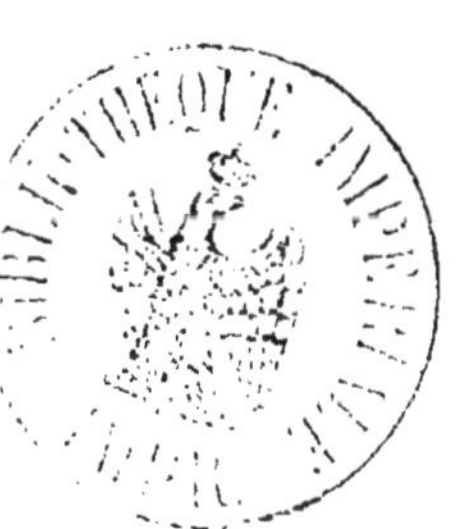

CAEN

ALFRED BOUCHARD, LIBRAIRE,
Rue Notre-Dame, 119.

—

1858

Caen. Typ. veuve PAGNY, r. Froide, 27.

ÉTUDE SUR LE LAIT

SUIVIE

DE CONSIDÉRATIONS SUR LE CHOIX D'UNE NOURRICE.

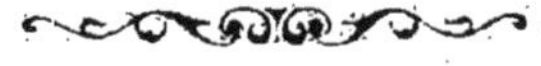

I.

Généralités.

Le lait est la première nourriture de l'homme, et c'est le plus souvent à l'influence de cet aliment primitif que les tempéraments doivent d'être ou robustes, ou faibles. Aussi semble-t-il qu'on doive rechercher tous les moyens propres à faire connaître dans quels cas tel lait doit être préféré, dans quels cas tel autre doit être rejeté.

Quand l'homme, faible créature sans défense, arrive au monde, il lui faut des éléments constitutifs en rapport avec son organisation : le lait, nourriture la plus complète, possède tout ce que réclame les besoins de l'enfance. Là, en effet, sont tous les matériaux de la vie organique : dans les matières azotées, se trouvent les choses nécessaires à l'assimilation ; — dans les sels, le phosphate de chaux sert à consolider le squelette humain, à l'augmenter ; — les matières grasses et les matières sucrées fournissent les matériaux combustibles, principes de la chaleur animale, et complètent la perfection de cet aliment qui est comme la source de la vie.

Le lait est et a été employé à un grand nombre d'usages. Au commencement des siècles, dans l'enfance du monde, l'homme plus rapproché de la nature offrait en sacrifice à son Créateur le lait de ses troupeaux ; il comprenait certes, dans sa grande naïveté, que là résidait son avenir et celui de sa postérité.

Les peuples du Nord ont fait usage dès longtemps d'une liqueur alcoolique préparée avec du lait fermenté. Les Russes et les Tartares appellent cette liqueur faite avec le lait de jument, *koumiss* ; les Lapons, avec le lait de renne, préparent ainsi leur *pinna*. En distillant le koumiss, on a le *raky* de ces peuples du désert.

Le lait sert non-seulement aux usages domestiques, mais encore il est très-employé en médecine et fait partie du traitement dans différentes affections. C'est ainsi qu'on le prescrit avec avantage dans les maladies de poitrine, dans celles des organes digestifs en boisson avec des eaux minérales ; — on l'emploie en bains, en cataplasmes, en gargarismes adoucissants, en lavements nourrissants ; — il peut servir de contre-poison aux préparations mercurielles et arsénicales, et dans ce cas, c'est la caséine qui forme avec les oxydes métalliques des composés insolubles ou peu solubles. En général, à défaut d'un autre agent, on peut employer le lait dans les empoisonnements par les matières irritantes.

Le lait est l'excipient de la liqueur anti-vénériennne de Wan-Swiéten.

Le petit-lait est administré comme adoucissant et laxatif. Il se prépare en séparant la partie caséeuse et la partie butyreuse du lait au moyen d'un acide ou de présure ; il contient surtout du sucre de lait et des sels. Ce même petit-lait sert à préparer un remède anti-laiteux dit *petit-lait de Weiss*, qui agit comme purgatif et sert à supprimer le lait chez les femmes qui allaitent.

On fait encore un sirop de lait et une boisson appelée hydrogala.

La science a reconnu que le lait pouvait contenir certaines substances médicamenteuses administrées aux nourrices ou aux animaux ; c'est ainsi que l'on prescrit avec succès des sulfures, des iodures, des bromures, des préparations mercurielles qui se retrouvent dans le lait en petite quantité et servent au traitement des enfants à la mamelle.

La question a été longtemps agitée et longtemps indécise, de savoir si le mercure passait dans le lait. Des praticiens célèbres l'ont soutenu dès le siècle dernier, et de nos jours on l'a prouvé chimiquement. Mon savant ami, M. le docteur d'Oultremer du Margat, a souvent employé les préparations mercurielles, chez des nourrices allaitant des enfants atteints d'affections syphilitiques. M. J. Personne, dans ses belles expériences à ce sujet, a retrouvé le mercure dans deux échantillons de lait de deux femmes et dans un de lait de chèvre que l'on avait soumises au traitement du protoiodure de mercure.

II.

Composition du lait. — Modifications qu'il peut subir.

Le lait est un liquide alcalin, d'une couleur blanche tirant sur le jaune, d'une saveur douce et sucrée, pesant plus que l'eau et secrété par les glandes mammaires des mammifères; c'est une espèce d'émulsion qui tient en dissolution et en suspension plusieurs principes.

Chez les différentes espèces d'animaux, le lait offre les mêmes éléments, seulement les quantités de ces éléments varient selon les espèces. Ainsi, le lait d'ânesse contient moins de crème et moins de caséine que le lait de vache, mais il renferme plus de sucre de lait ; — le lait de femme contient beaucoup plus de sucre que le lait de vache ; — le lait de chèvre renferme plus de beurre , et moins de sucre de lait que le lait de vache. Le lait de chèvre est lourd à digérer; le lait de femme, au contraire, est d'une digestion facile.

Les principes qui entrent dans la composition du lait sont les suivants : eau, une matière grasse ou beurre, sucre de lait ou lactine, caséine, des sels, parmi lesquels : des phosphates de chaux, de magnésie, de fer ; des chlorures de sodium, de potassium, etc. ; — des traces d'albumine.

Le lait renferme des globules formés de matière grasse et de caséum ; les premiers sont les plus gros. Une partie de la caséine se trouve en suspension , l'autre est dissoute dans le lait. C'est la caséine qui constitue le fromage, et elle est en quantité d'autant plus grande qu'on est plus éloigné de la parturition. Les acides coagulent le caséum ; cependant le caséum du lait de femme est le seul qui soit très-difficile à séparer par les acides ; par la présure on obtient des flocons isolés.

Le lait est modifié par différentes influences morales et physiques. Dans les premiers jours qui suivent le part, quinze environ , le lait est visqueux et purgatif; cet effet est dû à des globules d'une matière particulière appelée *colostrum* qui , vus au microscope, ressemblent à des gouttes d'huile. Les émotious, la fatigue , la maladie ont des actions déterminées sur la composition du lait qu'elles changent complétement : ainsi, chez une vache vêlée depuis sept semaines et fatiguée d'une longue route, j'ai trouvé une densité bien au-dessous de la moyenne physiologique et une quantité considérable de beurre; après quelques jours de repos, le lait était revenu à son état normal.

Les vaches atteintes de la *cocote* donnent le plus souvent un lait dont l'odeur devient parfois infecte, et dans lequel on a trouvé des globules de pus.

Non-seulement les acides et la présure font cailler le lait, mais certaines plantes ont encore cette propriété. Parmi ces plantes, je nommerai le caille-lait, de la famille des rubiacées; les fleurs de l'artichaut, celles du chardon, de la grande famille des synanthérées.

La grassette commune (scrofulariées-utriculariées), petite plante à fleurs violettes des endroits marécageux, a une action particulière; si elle coagule le lait, c'est pour le rendre épais, visqueux et filant. Dans les pays du Nord on utilise cette propriété en préparant avec cette plante et avec le lait de renne un aliment qui est le principal de ces contrées.

Le lait conserve les propriétés de certaines plantes et de certaines matières colorantes : tels, le safran et la garance qui en changent la teinte; — la gentiane, l'absinthe, l'oignon, le poireau, le navet, l'anis qui lui procurent une odeur et une saveur particulières. Il faut donc éviter dans l'alimentation de ces animaux tout ce qui pourrait amener de pareils résultats.

III.

Lait pris aux différentes époques de la traite.

Il est constant que le lait d'une même femelle peut offrir des différences notables dans la quantité de beurre qu'il contient, à différentes époques de la traite. Le lait, dans les mamelles, se trouve comme dans un vase et s'y comporte de même, c'est-à-dire qu'après un certain séjour, le beurre plus léger monte à la partie supérieure de la mamelle, comme il fait dans un vase. Il en résulte que si l'on trait une vache, le premier tiers n'est pas semblable au dernier; il est pauvre en beurre et le dernier en est très-riche. Parmentier avait fait cette observation que « le lait qu'on tire le premier du pis de la vache a » moins de consistance et fournit moins de beurre de 3/4 que

» celui qu'on tire vers la fin. » Et, parlant de l'usage que l'on a dans certaines localités de distribuer le lait d'une même femelle à plusieurs individus, il ajoute : « Supposons trois » malades auxquels le médecin aura prescrit le lait d'ânesse » pur, par exemple, à la dose de huit onces le matin, quantité » que cette femelle peut fournir à chaque traite. On conduit » l'ânesse chez le premier malade et l'on tire la mesure de lait » dont il a besoin ; on va ensuite chez le second et enfin chez » le troisième, auxquels on donne, comme au premier, la dose » de lait prescrite : dans ce cas, il est aisé de voir que le premier » malade aura le lait le plus séreux, tandis que le dernier n'aura » pour ainsi dire que la crême. »

Tous les jours on voit pratiquer cet usage de conduire surtout des chèvres de maison en maison pour distribuer leur lait aux malades, et on tombe dans le fait signalé par Parmentier.

Dans certains pays on a l'habitude de prendre le lait de mai et l'on va à la campagne pour boire le lait au sortir de la mamelle ; ceux qui boivent les premiers verres ont un lait renfermant peu de matière butyreuse, tandis que ceux qui boivent les derniers l'ont presque en totalité.

Pour obvier à cet inconvénient, il suffirait de traire entièrement la vache et d'agiter la masse liquide à mesure qu'on en distribuerait.

M. Péligot a prouvé mathématiquement ces différences. Sur 100 parties de lait, ce savant a trouvé que le 1er tiers contient 6,45 de beurre ; le 2e tiers 6,48 ; le 3e tiers 6,50.

Suivant M. Reiset, en tirant une vache toutes les deux heures, on n'aurait pas ces différences.

Le lait de la vache normande proprement dite, contient beaucoup plus de caséine que celui de la vache Sarlabot, ceci résulte de mes expériences sur les vaches de M. Dutrône, comparées avec celles que j'ai faites sur d'excellents sujets normands. L'une serait donc plus propre que l'autre à l'industrie du fromage qui se fait sur une grande échelle dans le pays d'Auge, où l'on fabrique les fromages de Livarot, de Pont-l'Evêque, de Mignot, dont la réputation s'étend au loin. Ce fait, du reste, a besoin d'être éclairci par des analyses plus nombreuses et sur des sujets nouveaux.

V.

Falsifications du lait.

INSTRUMENTS ET PROCÉDÉS EN USAGE POUR DÉCOUVRIR LES FRAUDES.

----

§ Ier.

Autrefois, pour constater la pureté du lait, on avait recours aux propriétés physiques; on jugeait d'après la couleur, l'odeur, la saveur, la limpidité, etc. Ces preuves ont leur raison d'être et ne doivent pas être écartées; car un lait d'apparence bleuâtre devra toujours inspirer de la défiance, on pensera, à bon droit, qu'il est étendu d'eau; — un lait falsifié, à qui l'on a voulu rendre sa couleur jaune, aura toujours un sérum d'une coloration particulière due aux matières employées dans ce but (safran, souci, carottes.)

A Paris, où la consommation du lait est considérable, la falsification de ce liquide s'est pratiquée pendant longtemps sur une vaste échelle; non-seulement on additionnait le lait d'eau, mais encore on créait des liquides que l'on vendait comme lait et qui n'en contenaient pas une goutte.

Le Gouvernement s'est justement préoccupé de cet état de choses, et aujourd'hui des inspecteurs analysent le lait dans les crèmeries ; aussi chaque jour on constate moins de contraventions, et la santé publique ne peut qu'y gagner.

Dans beaucoup de villes de province, cette sage mesure a été adoptée, et il serait à souhaiter qu'elle prenne de l'extension.

Voici comment on procède ordinairement :

LACTO-DENSIMÈTRE DE QUEVENNE. — D'abord, on prend la densité du lait, et pour cela on emploie le *lacto-densimètre* de Quevenne. C'est un aréomètre dont la tige porte deux échelles, une pour le lait pur, une pour le lait écrémé ; les indications de densités vont sur ces échelles de 1014 à 1040. Pour plus de facilité, l'instrument ne porte inscrits que les deux derniers chiffres 15, 20, 25, 30, 35, 40 ; un lait où le lacto-densimètre affleure à 31°, a donc pour densité 1031. La graduation de cet aréomètre a été faite à la température de 15° centigrades : c'est pourquoi, au moyen de tables de correction, on ramènera toutes ses expériences à cette température (1).

La densité moyenne d'un bon lait est de 31,5 ; — toute indication qui sera trop au-dessus ou trop au-dessous de ce chiffre indiquera nécessairement que le lait est ou falsifié, ou de mauvaise provenance. Un dixième d'eau ajouté au lait pur abaisse la densité de 3° ; ce même dixième d'eau ajouté à du lait écrémé fait tomber l'indication de 3° 1/4. Toutes ces variations sont indiquées sur l'instrument, avec lequel on peut constater jusqu'à 5/10 d'eau ajoutés.

La densité du lait écrémé est au-dessus de la moyenne, c'est-à-dire, qu'elle peut être 36°, 37°, etc.

Pour trouver une densité exacte, il faut agiter la masse du lait, et quand on a rempli l'éprouvette d'essai, n'y faire descendre l'aréomètre que peu à peu, puis attendre que le thermomètre plongé dans le liquide en indique la température précise : avec

(1) Voir le tableau correctif n° 1, page 27.

les deux chiffres du thermomètre et du lacto-densimètre , on trouve sur la table des corrections la densité réelle.

Mais il ne faut pas se contenter de cet essai pour dire qu'un lait est ou n'est pas falsifié, car on peut créer des densités artificielles et faire que l'instrument affleure à 31°. On procède ensuite à la constatation du beurre contenu dans le lait.

BUTYROMÈTRE DE MARCHAND. — Pour cela, on a un appareil très-commode inventé par M. Marchand, pharmacien à Fécamp. Cet appareil est un tube fermé à une de ses extrémités; ce tube est divisé en trois parties d'égale capacité (10 centimètres cubes chacune); « la troisième, la plus rapprochée de l'ouverture,
» est partagée, pour les trois ou quatre dixièmes supérieurs,
» en centièmes dont les divisions, au nombre de dix, doivent se
» prolonger, en outre, au-dessus de sa ligne de terminaison ;
» ces dix centièmes complémentaires sont destinés à la consta-
» tation précise des points d'affleurement du fluide dosable,
» quand il se dilate sous l'influence de la chaleur ; les lignes
» supérieures de démarcation de chacune des trois divisions
» principales sont marquées de la lettre L ou Lait pour l'infé-
» rieure, E ou Ether pour l'intermédiaire, et A ou Alcool pour
» la supérieure. Enfin, au-dessus des parties ainsi divisées, il
» doit rester un espace libre, assez grand pour permettre le
» dosage exact par l'agitation des liquides dont on doit se
» servir. »

Voici la manière d'opérer pour doser le beurre par le procédé du butyromètre : on agite le lait pour bien y incorporer la crème ; on verse le lait dans le tube jusqu'à l'indication L ; on ajoute alors une goutte ou deux, au plus, de lessive des savonniers , puis on verse de l'éther jusqu'au trait E , — il faudrait plutôt employer moins d'éther qu'une trop grande quantité, car dans ce cas, les recherches seraient faussées ; — ces deux liquides versés , on bouche le tube et on agite le mélange. On ajoute ensuite de l'alcool à 90° centésimaux (36° Cartier) , jusqu'en A, sans tenir compte de la contraction du liquide. Après avoir agité le tube, on le place dans une éprouvette en fer blanc qui contient de l'eau à 40° et on l'y maintient jusqu'à ce que la couche butyreuse n'augmente plus ; alors on lit quelle quantité de centièmes occupe la matière grasse et on cherche sur les tables dressées dans ce but, quelle est la quantité de beurre qui correspond au degré observé (1) Il faut faire de bas en haut la lecture des degrés sur le tube, et s'arrêter au niveau inférieur du ménisque concave qui couronne la colonne butyreuse.

Tout lait qui, par ce procédé, ne donne pas 30 grammes beurre par litre, ou dont le degré butyrométrique et au-dessous de 7°,5, est un lait écrémé ou additionné d'eau : c'est là le minimum accordé par les règlements, et quand ce chiffre n'est pas atteint, le lait est confisqué.

Mais, dira-t-on , il est certain qu'on saisira, en agissant ainsi , du lait qui n'aura pas été falsifié, et que le vendeur livre consciencieusement à la consommation ? — Il est vrai qu'on trouve des laits purs qui s'éloignent beaucoup de la densité moyenne et qui sont très-pauvres en beurre , mais cela ne prouve pas qu'on doive les laisser vendre ; car le lait étant destiné le plus souvent soit à nourrir les enfants, soit à servir de repas à un grand nombre de travailleurs, il faut que celui qui consomme soit assuré de trouver dans son aliment les matériaux nécessaires à réparer ses forces et à le nourrir. Une vache produisant de tel lait doit être *séchée*.

Avec les deux expériences que je viens d'exposer, on peut se faire vite une idée fixe du lait.

LACTOSCOPE DE DONNÉ.—M. Donné a inventé un petit instrument, appelé *lactoscope* ; destiné à indiquer en peu de temps la richesse du lait en beurre ; cet instrument est fondé sur l'opacité que les globules gras donnent au lait. Il se compose de deux glaces parallèles que l'on rapproche ou qu'on éloigne. Pour s'en

(1) Voir le tableau n° 2, page 28.

servir, après avoir introduit le lait entre les deux glaces, on se place devant une bougie, et, d'après le degré d'écartement des deux verres, on juge de l'opacité du lait. D'après cette méthode, il faut pour produire le même degré d'opacité une couche très-mince si le lait contient beaucoup de beurre, et il en faut davantage s'il en contient peu.

CRÉMOMÈTRE. — Il y a encore une expérience qui exige plus de temps et qui fait bien connaître la richesse de lait en crème; je parle du *crémomètre*. C'est une éprouvette de la contenance de deux décilitres, divisée en demi-décilitres par des traits circulaires. Au dernier trait circulaire supérieur, commence par zéro une division qui va jusqu'à 40°. On remplit l'éprouvette de lait jusqu'à zéro et on l'abandonne pendant quinze ou vingt heures dans un endroit frais dont la température est de à 10° à 12°. Pendant ce repos, la crème monte à la surface et on finit par observer une ligne de démarcation entre la crème et le lait. Alors on compte le nombre de degrés occupés par la couche crémeuse et l'on a la richesse du lait en crème. Quand le nombre de degrés est de 12 à 16, le lait est pur; au-dessous de 12°, de 10° au pis aller, il est écrémé ou additionné d'eau.

En résumé, on peut se contenter de ces moyens d'investigation quand on veut connaître si un lait a été additionné d'eau, s'il a été écrémé. Si l'on a bien pris ses précautions pour trouver la densité, on peut, par cette première expérience, acquérir un degré de certitude et ensuite marcher plus hardiment pour le dosage du beurre. L'usage du crémomètre est très-répandu, et c'est un moyen assuré de trouver la fraude si elle existe. Le lactoscope est inusité.

DOSAGE DU SUCRE. — On a proposé, pour connaître la pureté du lait, de doser le sucre qu'il contient. Pour cela, deux moyens ont été proposés : le dosage par le polarimètre et par le réactif cupropotassique de Fehling. MM. Biot, Soleil, Becquerel et Verdeil ont proposé des appareils basés sur la déviation que le sucre en dissolution dans un liquide fait éprouver à la lumière. Pour s'en servir, on coagule le lait, on clarifie le serum par l'acétate de plomb qui précipite l'albumine du lait, et on introduit le serum dans le tube du polarimètre, puis, soit à la lumière du jour, soit à celle d'une bougie, on examine la déviation produite. Le sucre de lait dévie à droite la lumière polarisée.

Par le procédé du réactif cupropotassique que j'ai vu maintes fois pratiquer à l'hôpital des Cliniques, sur des laits de femme et sur des laits de vache, on arrive à des résultats plus exacts que par le polarimètre, et les quantités de lactine obtenues sont toujours, comme je l'ai déjà dit, plus fortes qu'avec cet instrument. Ce procédé est basé sur la propriété qu'a le sucre de lait de changer la couleur bleue du réactif et d'en précipiter l'oxyde de cuivre.

Mais comme pour faire de telles analyses il faut du temps et des connaissances plus étendues, on peut se contenter des modes que j'ai indiqués plus haut et qui donnent des résultats assez positifs.

§. II.

Quoique les falsifications du lait ne portent ordinairement que sur l'addition de l'eau ou sur la soustraction de la crème, je pense qu'il n'est pas moins curieux d'exposer certaines fraudes qui prouvent jusqu'où peut aller le génie du falsificateur.

Le sucre de lait éprouve lentement la fermentation alcoolique; si donc on a fraudé le lait additionné d'eau avec du sucre de canne, du sucre de fécule, de la cassonnade, de la mélasse, on reconnaîtra l'artifice au moyen d'un peu de levure de bière qui déterminera rapidement la fermentation alcoolique.

Si l'on a employé de la farine ou de l'amidon pour augmenter la densité, on le découvre en coagulant le lait par l'acide sulfurique et en versant quelques gouttes de teinture d'iode dans le sérum qui se colorera en bleu; du reste, un tel lait prend au fond des vases dans lesquels on le fait chauffer.

La dextrine, qui renferme presque toujours de l'amidon, sera découverte de la même manière; ou bien, en traitant cette dextrine par l'acide azotique, on aura de l'acide oxalique.

Les matières gommeuses sont précipitées du sérum par l'alcool concentré d'une matière très-abondante; dans le lait pur, une pareille addition d'alcool produit à peine quelques flocons légers.

Les blancs d'œufs et les jaunes d'œufs ajoutés au lait se coagulent par l'ébullition de ce liquide et prennent au fond des vases.

Les émulsions d'amandes et de chenevis se reconnaissent aux gouttes huileuses que présente la pellicule formée par l'ébullition ; puis, sous l'influence de l'amygdaline, le lait émulsionné par l'amande prend l'odeur d'amandes amères.

Qu'on traite le sérum d'un lait pur par le tannin, on n'obtiendra pas de précipité ; tandis que si le lait a été falsifié par des matières gélatineuses on a par le tannin un abondant précipité ; puis ces matières gélatineuses putréfient vite le lait.

On a encore falsifié avec les cervelles d'animaux, le sérum du sang, etc. ; tant il est vrai que l'appât d'un gain sordide entraîne l'homme aux plus funestes inventions.

VI.

Sucre de lait. — Caséum. — Beurre.

Le *sucre de lait* ou *lactine* s'obtient par l'évaporation du sérum du lait où il est en dissolution; il en résulte des cristaux durs, craquant sous les dents. Ce sucre est insoluble dans l'alcool absolu et dans l'éther. En Suisse, on le fabrique en grand en évaporant le petit-lait, après la séparation de la caséine qui sert à la confection des fromages de Gruyère. Le sucre de lait, en faisant éprouver au lait la fermentation alcoolique, se transforme en sucre de raisin sous l'influence d'un acide libre qui se forme et caille le lait.

Le *caséum*, matière azotée, sert à fabriquer les fromages. Pour cela, on sale le caséum et on le laisse fermenter; on obtient ainsi un aliment animalisé qui est très-bien supporté par tous les estomacs et qui est pourvu d'éléments nutritifs. Le fromage a le plus souvent une odeur et une saveur particulières, ce qui tient aux préparations qu'on lui a fait subir et au lait qui a servi à sa confection: c'est un caséate ammoniacal qui développe cette saveur.

Le *beurre* est la matière grasse du lait; on l'obtient en agitant la crême dans une *baratte;* les molécules grasses se réunissent en une seule masse et se séparent de la partie aqueuse, dite *lait de beurre*, qui contient encore quelque peu de matière grasse et des sels. — Le beurre est solide, jaune et d'une saveur douce; il est composé de : margarine, oléine, butyrine, caprine, etc.

Les beurres les plus renommés sont ceux d'Isigny, qui, pour la plupart, sont ramassés sur les marchés de St-Lo et de Carentan; — ceux de Trèvières, de la vallée d'Auge, de Gournay, etc.

Le beurre rancit vite, ce qui tient aux parties séreuses et caséeuses qu'il peut avoir conservées; pour obvier à cet inconvénient, on lave bien le beurre, on le fait fondre à une douce chaleur et on le conserve dans un endroit frais.

En s'altérant, le beurre produit des acides butyrique, obéique, margarique, etc.

VII.

Conservation du lait.

On a proposé beaucoup de moyens pour conserver le lait, mais aucun ne réussit d'une manière satisfaisante.

Le bi-carbonate de soude peut retarder l'altération du lait, mais il lui donne une saveur alcaline.

L'emploi de la glace permet, selon M. Donné, de conserver le lait une quinzaine de jours.

Le procédé d'Appert a été essayé en vain, car le beurre vient toujours nager à la surface.

On a indiqué encore l'acide carbonique pour en saturer le lait. — D'autres ont évaporé le lait à siccité pour obtenir une pâte sèche qui doit reproduire le lait primitif, par addition d'eau, au moment de l'emploi.

Mais tous ces moyens sont sans succès, et le lait sera encore longtemps avant d'avoir trouvé son Gannal.

VIII.

Choix d'une nourrice.

Le devoir d'une mère, c'est de nourrir elle-même l'enfant sorti de son sein. Cependant, cette pratique est souvent délaissée ; il y a des mères qui, pour jouir d'une liberté mal comprise, abandonnent leurs enfants à des mains étrangères, sans trop s'inquiéter parfois si la nourrice réunit les conditions propres à entretenir le nourrisson dans un état de florissante santé.

L'enfant nourri et élevé par une main étrangère peut contracter dès l'âge tendre des aptitudes que l'amour maternel, toujours en éveil, peut éviter et éloigner. Quelle différence, d'ailleurs, entre la douce sollicitude d'une mère et la sollicitude d'une femme à gages !....

Dans l'*Emile*, de J.-J. Rousseau, il est des pages qui devraient être lues par toutes les mères. C'est lui qui, parlant des mères « qui remplissent avec une vertueuse intrépidité ce devoir si » doux que la nature leur impose » en élevant leurs enfants, ajoute : « J'ose promettre à ces dignes mères un attachement » solide et constant de la part de leurs maris, une tendresse » vraiment filiale de la part de leurs enfants, l'estime et le res- » pect du public, d'heureuses couches sans accident et sans » suite, une santé ferme et vigoureuse, enfin le plaisir de se » voir un jour imiter par leurs filles, et citer en exemple à » celles d'autrui. »

. . . « L'enfant doit aimer sa mère avant de savoir qu'il le » doit. Si la voix du sang n'est fortifiée par l'habitude et les » soins, elle s'éteint dans les premières années, et le cœur meurt » pour ainsi dire avant de naître ! »

Plus loin, l'illustre philosophe de Genève dit encore : « Il » faudrait une nourrice aussi saine de cœur que de corps: l'in- » tempérie des passions peut, comme celle des humeurs, altérer » son lait; de plus, s'en tenir uniquement au physique, c'est ne » voir que la moitié de l'objet. Le lait peut être bon et la nour- » rice mauvaise. . . . . . »

Ces dignes pages de l'*Emile* devraient être le sujet des graves méditations des jeunes mères; elles pourraient puiser là des encouragements et des conseils pour former des êtres selon les lois de la nature, capables de recevoir à mesure qu'ils avancent en âge les éléments de la vie sociale et de la vie morale.

L'allaitement par la mère, celui par une nourrice et l'allaitement artificiel sont les trois moyens employés pour nourrir les enfants. Le premier est le plus rationnel, le plus naturel ; — le second suppléc au premier et lui est préférable, selon nous, seulement quand la santé de la mère est faible et que son lait ne pourrait offrir toutes les conditions exigées. — Le troisième moyen, quand on l'emploie, doit être mis en usage par la mère elle-même ou sous sa surveillance immédiate. Cet allaitement se pratique en donnant, au lieu du sein, des vases appelés *bibe-rons*, munis de bouchons de formes variées, par la succion desquels le lait contenu dans ces bouteilles arrive dans la bouche de l'enfant. Le *biberon Darbo* paraît le plus convenable à cet allaitement, par la facilité avec laquelle on peut le tenir dans un état constant de propreté.

Le lait de vache est ordinairement employé, et il est sage de faire usage du lait de la même vache durant tout le temps de l'allaitement. Si un lait était difficilement supporté par ces jeunes estomacs, à cause des matières grasses ou des matières caséeuses qu'il pourrait contenir en trop grande quantité, il serait bon de couper ce lait, non avec de l'eau pure, comme cela se pratique souvent, mais avec de l'eau de gruau légère ; cette addition procure un aliment féculent qui dispose mieux l'estomac à recevoir une nourriture plus complexe.

Beaucoup d'auteurs ont traité des qualités constituant une bonne nourrice. D'abord on s'est inquiété de l'âge que devait avoir la nourrice, et il résulte des recherches auxquelles on s'est livré que l'âge le plus favorable est de 25 à 35 ans. Wan-Swiéten dit « qu'à 20 ans il en a trouvé d'excellentes. »

On a vivement controversé sur l'influence de l'âge du lait, et sur cette matière on trouve les opinions les plus variées. Une ordonnance de police du 17 décembre 1762 défendait de prendre des nourrissons avant sept mois et après deux ans (*Code des nourrices*). — En 1766, Levret disait : « C'est bien moins sur » l'âge du lait qu'il faut compter que sur sa bonne qualité et sa » grande quantité. » Puis, « Il y a de vieux laits très-bons, » très-abondants et qui durent très-longtemps. » Nous croyons à ces affirmations de Levret, mais nous adoptons l'esprit de l'ordonnance de 1762, en rejetant un lait âgé de plus de deux ans, dans lequel le beurre est en proportion trop considérable.

Une constitution forte influe sur la qualité et sur la quantité du lait ; les praticiens sont d'accord sur ce point. Ainsi, on ne choisira pas pour nourrice une femme à peau blanche, à cheveux blonds ou roux, à muscles mous, à formes peu développées ; — un choix éclairé portera sur une femme brune, à système musculaire développé, au teint frais, d'un embonpoint modéré. Chez les nourrices fortes, le beurre diminue de une unité et augmente de deux chez les faibles. La densité du lait s'abaisse dans la constitution faible et est normale pour la forte.

L'influence du nombre des enfants paraît agir faiblement sur la composition du lait. M. Bouchut a dit que le lait des nourrices multipares était meilleur, plus abondant et plus riche. MM. Vernois et Becquerel, dans leurs expériences répétées, ont reconnu que le lait des nourrices primipares est plus conforme à l'état normal que celui des multipares.

Le lait d'une femme enceinte ne doit pas être admis. Levret, dans son *traité d'accouchement*, dit que le lait d'une femme enceinte est le plus mauvais de tous, qu'il est épais et fromageux.

Dans les campagnes où souvent les femmes font, dans les premières années de leur mariage, un enfant tous les ans, elles allaitent pendant neuf à dix mois, et pourtant elles ont des enfants sains et robustes ; leur lait, pendant leur grossesse, n'est pas nuisible à l'enfant, ce n'est qu'à la fin, alors que le fœtus prend pour lui les parties nutritives. C'est là l'opinion de l'auteur de l'article *Lait* du *Dictionnaire des sciences médicales*.

On peut encore prouver le peu d'influence d'une femme enceinte sur l'allaitement et sur le fœtus par cette assertion de Wan-Swiéten : « *numerosissimas vidi mulieres quæ singulis ferè* « *annis feliciter pariebant, licet ubera præberent infantibus.* »

Cependant, dans le *Code des nourrices*, une déclaration du roi, du 1er mars 1727, inflige 50 livres d'amende et la peine du fouet contre les maris des femmes qui allaiteront étant enceintes.

Mauriceau exige des mamelles assez amples ; — Wan-Swiéten dit qu'il y a peu de lait dans les grandes mamelles ; d'après lui, elles doivent être modérément tendues (T. IV, page 595). Il faut un juste milieu, c'est à-dire, qu'il ne faut ni du trop ni du peu. On peut avancer, sans crainte d'erreur, que le développement des mamelles n'a pas d'influence sur la composition du lait.

Il est rare qu'une femme qui allaite ait ses règles ; cependant on a constaté leur existence ; et, dans ce cas, les auteurs ont des opinions tout à fait différentes. Wan-Swiéten affirme que pour ce motif il a vu changer des nourrices et que les nourrissons souffraient davantage de ce changement que de l'influence du lait.

Selon M. Natalis Guillot, le lait diminue pendant les règles, l'enfant est moins bien nourri, mais la qualité est toujours bonne et il ne survient pas d'accidents.

D'autres soutiennent que le lait des nourrices réglées est malsain et qu'il donne des coliques ; — dans tous les cas, on peut faire un choix qui ne présente pas cet inconvénient.

Une femme qui nourrit doit prendre pour base de sa nourriture des aliments à la fois nutritifs et d'une digestion facile : la viande, les aliments féculents, les potages et peu de légumes, telle doit être la base d'une bonne alimentation. Une alimentation médiocre donne un lait plus aqueux renfermant moins de caséine. Il faut qu'une nourrice consciencieuse s'abstienne de café noir, de liqueurs alcooliques, car ces substances sont nuisibles aux enfants.

Le lait, sous l'influence des maladies, varie dans sa composition selon les affections ; — Des émotions vives, des colères, sont très-préjudiciables au lait et à l'enfant qui le suce ; une nourrice nerveuse et facile à impressionner doit être écartée.

Le lait des nourrices atteintes de maladies syphilitiques ne présente rien de différent du lait à l'état physiologique. M. le docteur Réveil, qui a été attaché pendant longtemps au service médical de l'hôpital de Lourcine, a vu « des nourrices atteintes

« de syphilis constitutionnelle invétérée, nourrir sans aucun
« inconvénient et élever de magnifiques enfants. » C'est aussi
l'opinion de M. le docteur Cullerier que le lait d'une telle nourrice ne peut infecter un enfant sain.

Voici, selon MM. Vernois et Becquerel, l'analyse d'un lait de
nourrice saine :

Densité	1032,67
Eau	889,08
Parties solides.	110,92
Sucre.	43,64
Caséum et matière extractive. .	39,24
Beurre	26,66
Sels par incinération.	1,38

N° 1.

TABLEAU correctif ramenant à la température de 15° centigrades les expériences faites au moyen du Lactodensimètre de Quevenne. — On s'en sert comme d'une table de Pythagore. Connaissant les degrés du thermomètre et du lactodensimètre, on descend verticalement pour le premier et on s'avance horizontalement pour le second ; puis, au point d'intersection des deux lignes, se trouve le chiffre vrai de la densité du lait ; ainsi, un lait pesant 33° à la température de 11°, aura pour densité exacte 32°,2.

DEGRÉS THERMOMÉTRIQUES.

DEGRÉS OBSERVÉS AU LACTODENSIMÈTRE DE QUEVENNE.

	5	7	9	11	13	15	17	19	21	23	25
25	23.7	23.9	24.1	24.3	24.6	**25**	25.4	25.8	26.2	26.6	27.1
26	24.7	24.9	25.1	25.3	25.6	**26**	26.4	26.9	27.3	27.7	28.2
27	25.7	25.9	26.1	26.3	26.6	**27**	27.4	27.9	28.4	28.8	29.3
28	26.6	26.8	27	27.2	27.6	**28**	28.4	28.9	29.4	29.9	30.4
29	27.5	27.3	27.9	28.2	28.6	**29**	29.4	29.9	30.4	30.9	31.5
30	28.4	28.6	28 8	29.2	29.6	**30**	30.4	30.9	31.4	31.9	32.5
31	29.3	29.6	29.8	30.2	30.6	**31**	31.4	32	32.5	33	33.6
32	50.3	30.5	30.8	31.2	31 6	**32**	32.4	33	33.6	34.1	34.7
33	31.2	31.4	31.8	32.2	32.6	**33**	33.4	34	34.6	35.2	35.8
34	32.1	32.3	32.7	33.1	33.5	**34**	34.4	35	35.6	36.2	36.8
35	33	33.2	33.6	34	34.4	**35**	35.4	36	36.6	37.2	37.8

N° 2.

TABLEAU indiquant les degrés du butyromètre de Marchand, et leur poids correspondant en beurre, par kilog. de lait.

Degrés.	Poids en beurre.	Degrés.	Poids en beurre.	Degrés.	Poids en beurre.
7°	28ᵍ91	10°5	37ᵍ06	18°	54ᵍ54
7.1	29.14	11	38,23	18.5	55.71
7.2	29.37	11.5	39.40	19	56.89
7.3	29.61	12	40.56	19.5	58.03
7.4	29.84	12 5	41.73	20	59.20
7.5	30.07	13	42.89	20.5	60.36
7.6	30.31	13.5	44.06	21	61.53
7.7	30.54	14	45.22	21.5	62.69
7.8	30.77	14.5	46.39	22	63 86
7.9	31.01	15	47.55	22.5	65.03
8	31.24	15.5	48.72	23	66.19
8.5	32.40	16	49.88	23.5	67.36
9	33.57	16.5	51.04	24	68 52
9.5	34.73	17	52.21	24 5	69.68
10	35.90	17.5	53.37	25	70.85

TABLE DES MATIÈRES.

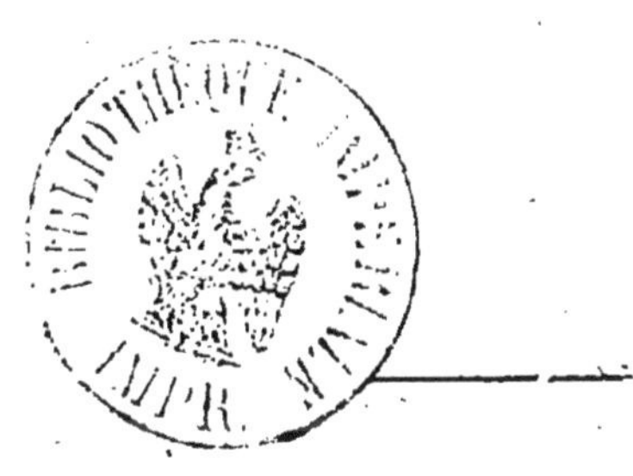